DE

QUELQUES MANIFESTATIONS

OCULAIRES

DU

DIABÈTE

PAR

Le Docteur Victor MARTIN

PHARMACIEN EN CHEF DES HÔPITAUX CIVILS DE MARSEILLE
(Concours : octobre 1885)

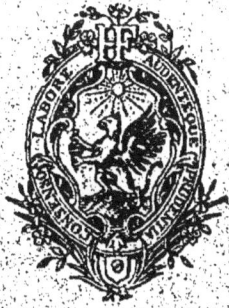

MONTPELLIER
IMPRIMERIE CENTRALE DU MIDI
(HAMELIN FRÈRES)

1891

DE

QUELQUES MANIFESTATIONS

OCULAIRES

DU

DIABÈTE

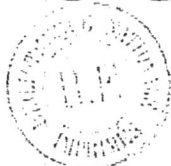

PAR

Le Docteur Victor MARTIN

PHARMACIEN EN CHEF DES HÔPITAUX CIVILS DE MARSEILLE
(Concours : octobre 1885)

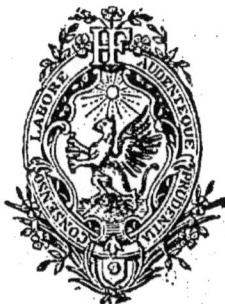

MONTPELLIER
IMPRIMERIE CENTRALE DU MIDI
(HAMELIN FRÈRES)
—
1891

A LA MÉMOIRE

DE

Lucie SCORDEL ET DE Pierre MARTIN

A MES PARENTS

V. MARTIN.

INTRODUCTION

Ayant eu récemment l'occasion d'observer une panophtalmite survenue chez un diabétique, nous fîmes quelques recherches sur la fréquence des manifestations oculaires du diabète. Quoique nous n'apportions pas un contingent nombreux d'observations personnelles, nous avons pensé que notre travail pourrait avoir quelque intérêt, étant donnée la rareté relative des cas publiés.

Nous remercions M. le professeur Tédenat qui a bien voulu nous aider de ses conseils et accepter la présidence de notre thèse.

HISTORIQUE ET DIVISION DU SUJET

Celse paraît avoir connu le diabète, mais Galien le premier l'a nettement désigné.

Willis, en 1674, reconnaissait au goût spécial et à l'odeur caractéristique la présence du sucre dans l'urine, et Rollo, en 1787, institua comme traitement la diète carnée.

Le diabète est rare dans la première moitié de la vie; cependant Prout a rapporté un cas (sur 700) de diabète chez un enfant de douze ans; Hauner aurait constaté le diabète chez un enfant d'un an ; Smith, chez un enfant de vingt-trois mois ; Deane chez un enfant de treize mois, et dernièrement Gaillard (*Recueil d'opht.*, 1890), chez une fillette de douze ans.

Rollo signala en 1798 la présence de troubles oculaires dans le diabète ; Blankaard avait précédemment signalé, en 1688, un cas de cécité survenue pendant le cours de l'affection diabétique, mais sans y voir des relations bien exactes de cause à effet.

Destouches (1817) place la cataracte parmi les complications du diabète.

Himly (1830) observe la kératite diabétique ; Liman (1842), Landouzy (1856), étudient l'amblyopie et la cataracte diabétiques.

Lecoulé, dans deux remarquables mémoires, publiés en 1861, insiste sur la cataracte et l'amblyopie de nature diabétique : quant à la kératite, il ne l'admet que comme une coïncidence ou une affection ayant précédé le diabète.

Demerquay (1863) signale un cas d'irido-choroïdite diabétique.

Noyes (1869) rapporte une observation d'iritis diabétique.

Off (1870) et Piéchaud font une étude assez longue de la cataracte, de la rétinite et de l'atrophie papillaire d'origine diabétique.

Panas (1876), Galezowski (1879), reconnaissent et étudient la kératite diabétique, déjà signalée par Himly.

Enfin, les derniers travaux sur le diabète oculaire sont ceux de Leber (1885), de Lagrange (1887), de Moore (1888) et de Hirschberg (1891), et c'est surtout d'eux que nous nous sommes inspiré dans le cours de ce travail.

On peut, ainsi que le fait Hirschberg, diviser en deux classes les troubles oculaires que l'on rencontre dans le diabète :

A. — Troubles sans modifications appréciables de structure des yeux.

B. — Troubles avec modifications de structure appréciables à l'extérieur ou à l'ophtalmoscope.

Dans le premier groupe, nous rangeons les troubles de la réfraction, de l'accommodation et les amauroses. Nous les étudierons dans l'ordre suivant :

I. — Troubles de l'accommodation.

II. — Myopie acquise tardivement.

III. — Amblyopie sans lésions du fond de l'œil.

IV. — Hémianopsie.

V. — Diplopie.

Le second groupe comprendra :

VI. — Affections des paupières :

    a) Abcès.

    b) Eczéma.

    c) Orgelet.

    d) Œdème.

VII. — Affections des conjonctives : Ecchymose.

VIII. — — de la sclérotique : Episclérite.

IX. — — de la cornée : Kératite.

X. — — du tractus uvéal : 1° Iritis.

                                       2° Irido-choroïdite.

XI. — — du cristallin : Cataracte.

XII. — — du vitré . Troubles du vitré.

XIII. — — de la rétine : Rétinite.

Nous laisserons de côté l'étude des affections du cristallin, de la rétine et du nerf optique, dont le développement exigerait un travail trop considérable et au-dessus de nos forces. Nous nous en tiendrons uniquement aux troubles de la réfraction, aux lésions de l'orbite et des nerfs moteurs, et ce que Coundouris a improprement appelé lésions des membranes externes de l'œil, c'est-à-dire : kératite, choro-iritis et irido-choroïdite.

DE QUELQUES

MANIFESTATIONS OCULAIRES

DU

DIABÈTE

I

TROUBLES DE L'ACCOMMODATION

Ces troubles, d'après Hirschberg, affectent trois formes principales.

Dans une première forme, il y a faiblesse, diminution précoce et rapide de la force accommodative (obs. I).

Dans une seconde forme, il y a paralysie complète du muscle accommodateur (obs. II).

Enfin, dans une dernière forme, la paralysie du muscle accommodateur s'accompagnerait d'un changement dans la contexture intime du cristallin, ayant pour résultat de diminuer sa réfraction et de créer un état hypermétropique manifeste.

Cette troisième forme a été signalée par Hirschberg ; elle a également été observée par Moore (voir observation III).

La paralysie subite de l'accommodation serait, dans certains cas, un des premiers symptômes du diabète (Hirschberg).

Pour Lagrange, la paralysie accommodative qu'il a rencontrée seulement une fois sur cinquante-deux affections oculaires d'origine diabétique serait, au contraire, lente à se produire ; elle s'expliquerait par l'affaiblissement général qu'entraine le diabète.

L'asthénopie diabétique s'accompagne quelquefois de myosis ; pour Galezowski, comme pour Lagrange, ce myosis indique des lésions profondes douloureuses amenant, par action réflexe, le contraction des plis circulaires de l'iris (obs. IV).

Cette paralysie de l'accommodation peut disparaître quelquefois sous l'influence du traitement, comme dans notre observation III ; le plus souvent, l'affection persiste et nécessite l'emploi de verres appropriés.

Observation première

Asthénopie diabétique

(Moore, *N.-York m. Journal*, 31 mars 1888)

Un monsieur, âgé de trente ans, avocat, atteint de diabète, vient me consulter, en 1879, se plaignant de troubles dans la vision. L'acuité est normale de loin, l'œil est emmétrope. Pas de troubles ophtalmoscopiques, pupille normale ; mais l'accommodation est presque complètement paralysée. Avec un verre convexe, la vision de près est rétablie. Ultérieurement le malade a eu des opacités dans le vitré ; il est mort cachectique dix-huit mois après.

Observation II

Diabète. — Paralysie de l'accommodation

(Hirschberg., *Deut. med. Woch.*, 1891, n° 16)

Une jeune fille de vingt-deux ans vint me consulter : elle avait une paralysie complète de l'accommodation, et ses urines contenaient 7 pour 100 de sucre.

Dans le début, elle fut rapidement améliorée, mais trois ans plus tard succombait à son affection.

Observation III

Diabète. — Paralysie de l'accommodation. — Hypermétropie

(Moore, *New-York m. Journal.* 1888, p. 340, t. I)

Un homme, âgé de vingt-neuf ans, boucher, avait depuis six mois du sucre dans ses urines. Les troubles oculaires ont débuté deux semaines avant mon examen, fait le 15 octobre 1886 ; on constate une acuité normale, mais 1,5 dioptrie d'hypermétropie. Je connaissais ce malade depuis longtemps, je l'avais examiné avant le début de son affection diabétique, et avais constaté que j'avais affaire à un emmétrope. Avec le diabète ont apparu la paralysie de l'accommodation et l'hypermétropie.

A mesure qu'a diminué la quantité de sucre dans les urines disparaissent les troubles asthénopiques et l'hypermétropie. Ce changement dans la réfraction statique de l'œil est dû au changement du poids spécifique du sang.

Le malade est mort d'un phlegmon dans le dos, en mars 1887.

Observation IV

Myosis. — Asthénopie. — Diabète

(Lagrange)

Homme, soixante-sept ans, rentier. Cataracte traumatique OD, datant de l'enfance.

Récemment, kératite neuro-paralytique du même côté ; malgré l'énucléation OD et bien que l'acuité visuelle OG soit restée bonne, tout travail oculaire tant soit peu prolongé est demeuré impossible. Myosis prononcé. Le malade est depuis longtemps goutteux, dyspeptique et glycosurique. Grâce à un régime sévère, la proportion de sucre ne dépasse pas 4 à 5 grammes par litre. Le moindre écart d'alimentation aggrave l'état oculaire. Les sensations pénibles ressenties par le malade, tiennent à la fois à l'asthénopie accommodative et à l'hyperesthésie rétinienne.

II

MYOPIE TARDIVE

La myopie, comme complication du diabète, n'a été signalée et étudiée que par Hirschberg. Elle s'observe chez des sujets âgés, et généralement diabétiques depuis longtemps. La myopie se développe rapidement, et est accompagnée d'autres lésions oculaires. Parmi celles-ci, les hémorragies rétiniennes s'observent presque toujours ; très souvent, on constate aussi des troubles de l'accommodation et quelquefois, de l'opacification du cristallin (obs. V et XVI).

L'apparition de cette myopie tardive décèlera rarement le diabète, car d'autres symptômes en auront presque toujours manifesté la présence. Elle n'est d'un pronostic funeste pour le malade, que parce qu'elle se présente souvent à la période de cachexie de l'affection.

Observation V

Diabète. — Albuminurie. — Myopie tardive. — Rétinite
(Hirschberg, *D. med. Woch.*, 1891, p. 438)

Un homme de quarante-trois ans présente, onze ans après l'apparition des premiers symptômes du diabète, des troubles cristalliniens, avec apparition de myopie tardive, et diminution de l'accommodation.

Un an plus tard, rétinite (peu de sucre, mais proportion notable d'albumine dans les urines).

Un an après, aggravation de l'état rénal. Hémorragie rétinienne.

III

AMBLYOPIE DIABÉTIQUE SANS LÉSIONS
DU FOND DE L'ŒIL

Avant la découverte de l'ophtalmoscope. on confondait sous le nom d'amblyopie diabétique, toutes les lésions des membranes profondes de l'œil survenant pendant le cours du diabète, et se manifestant par une diminution de la vision.

L'ophtalmoscope a permis de diviser ces affections en trois groupes : les rétinites, les atrophies, les amblyopies diabétiques.

L'amblyopie diabétique, la diminution de la vision sans lésions ophtalmoscopiques est peu fréquente.

En 1858 Desmarres en cite deux cas : dans le premier, il s'agissait d'un homme épuisé par le diabète ; sa vision diminue rapidement, sans que l'ophtalmoscope décèle aucune lésion ; le second cas a trait à un jeune homme de 26 ans, qui rendait des quantités considérables de sucre , et chez qui se manifestèrent, sans lésions, des troubles de la vision; le traitement améliora rapidement ces deux malades.

Begbie en 1860, dans l'*Edimburgh medical journal,* dit qu'il a remarqué de nombreux cas de « diabètic amaurosis » sans lésion du cristallin, ni de la rétine ; il n'en rapporte aucune observation.

Lecorché (1861) voit dans ces amblyopies les premiers symptômes d'une atrophie optique.

Seëgen en 1870 cite quelques cas d'amblyopie diabétique, sans lésions, guéries par le traitement.

La même année Fitz-Gérald publie une observation analogue, et Off, dans une compilation plus volumineuse qu'intéressante, apporte deux faits nouveaux.

Peu de temps après paraissent 3 observations de Leber, dont deux seulement sont concluantes.

Forster rapporte l'observation d'une femme diabétique et amblyopique ; champ visuel et fond d'œil normal.

Steffan (1873) rapporte deux observations sans retrécissement du champ visuel.

Wikersheimer (1874) apporte deux cas nouveaux dans sa thèse inaugurale.

Galezowski (1879), publie deux observations : 1° Un officier âgé de 48 ans, diabétique et amblyopique ; pas de retrécissement du champ visuel, ni de lésions ophtalmoscopiques, amélioration par le traitement ; 2° Un prêtre âgé de soixante ans. $V = 1/6$: sans lésions, ni rétrécissement.

Eules (de Birmingham) en 1881, rapporte le cas d'un diabétique avec amblyopie sans lésions du fond de l'œil ; scotome pour le rouge, le vert et le bleu.

Bresgen, la même année, publie le cas d'un homme de vingt-cinq ans, amblyopie binoculaire, $V — 1/10$, diabétique ; scotome central pour le rouge et le vert ; pas de retrécissement du champ visuel, ni de lésions ophtalmoscopiques.

Nettleship rapporte en 1882 deux cas d'amblyopie analogue chez des femmes.

Moore (1889), Lagrange (1886), Hirschberg (1889 et 1891), Anderson (1889), rapportent 15 observations d'amblyopie diabétique.

Tel est a peu près l'historique et la nomenclature de tous les cas qui ont été publiés jusqu'ici (1).

(1) Nous omettons volontairement un cas publié par Gutmann (1883), l'amblyopie pouvant dans cette observation être rapportée à une intoxication nicotique.

Quels sont les caractères de l'amblyopie diabétique ?

Lecorché, Kwiatkoski distinguaient l'amblyopie légère pré-coce, et l'amblyopie tardive grave.

Cette classification manque de fondement : 1° l'amblyopie légère n'est que le début de l'affection qui s'aggrave avec le temps ; 2° souvent l'amblyopie est rapide et grave d'emblée. (Hirschberg) ; 3° la plupart des cas cités, comme exemple d'amblyopie légère, sont des cas de paralysie de l'accommo-dation.

De l'étude des observations que nous reproduisons en dé-tail, et de celles que nous avons analysées plus haut, nous déduisons que les caractères de l'amblyopie diabétique sont les suivants :

1° La vision est généralement conservée normale dans les parties périphériques du champ visuel, tandis qu'elle est plus ou moins abolie dans la partie centrale ;

2° Il existe un scotome central pour le rouge et le vert, exceptionnellement pour le bleu ; dans certains cas, ce sco-tome affecte une forme annulaire autour de la pupille. (Obser-vation X).

D'après Galezowski, l'amblyopie diabétique se distingue-rait de l'amblyopie alcoolique par sa monocularité ; ce carac-tère n'a aucune valeur séméiologique, et dans la plupart des cas les deux yeux sont atteints (Nettleship, Moore, Lagrange). L'analyse des urines seule pourra élucider le diagnostic. Enfin il ne faut pas oublier que ces causes : diabète, alcoo-lisme, nicotisme, pourront s'ajouter, comme dans le cas rap-porté par Gutman et dans certains autres.

Quelle est la pathogénie de l'amblyopie diabétique ?

Lecorché supposait que l'amblyopie était due à une atro-phie intra-crânienne du tronc nerveux.

De Græfe (1858) attribue ces troubles à des lésions cérébrales.

Off (1870) croit que ces amblyopies doivent se rapporter à des atrophies papillaires commençantes et méconnues.

Péchaud n'y voit qu'un défaut d'excitabilité rétinienne ayant pour point de départ l'insuffisance de la nutrition.

Mialhe attribue l'amblyopie à la présence du sucre dans le corps vitré.

Walter Edmunds et Lawford (de Londres) ont fait l'examen histologique du nerf optique dans un cas d'amblyopie diabétique chez un sujet de vingt-neuf ans. Ils ont trouvé des modifications de structure dans la partie orbitaire du nerf; infiltration et épaississement du tissu conjonctif, avec destruction de la fibre nerveuse, qui était remplacée par un tissu irrégulièrement granuleux à cellules polynucléées.

Nettleship a trouvé les mêmes modifications et toujours dans la partie intra-orbitaire du nerf. On ne note aucune modification histologique en avant de la lame criblée; mais on trouve en arrière l'atrophie de la fibre nerveuse avec prolifération du tissu conjonctif. Les mêmes lésions furent retrouvées sur différents nerfs, tels que les sciatiques.

Samelsohn, Deutschmann ont également constaté les mêmes signes de névrite rétro-bulbaire amenant l'atrophie de la fibre nerveuse.

D'après Moore, ces altérations seraient dues à la modification de la composition du sang, sous l'influence des troubles de la fonction glycogénique.

La théorie de Græfe s'appuie sur des lésions cérébrales trouvées par Luys à l'autopsie de certaines diabétiques amblyopiques.

Ces amblyopies peuvent donc être rapportées à deux causes: ou bien à une névrite rétro-bulbaire, ou bien à des lésions du cerveau.

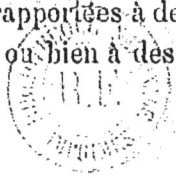

Pronostic. — D'après les observations, nous voyons que dans certains cas l'amblyopie diminue ou augmente, selon que diminue ou croît la quantité du sucre des urines ; dans d'autres, au contraire, le traitement n'a aucune action sur l'amblyopie. Peut-être cette allure différente est-elle en rapport avec l'origine cérébrale ou périphérique de la lésion ?

D'après Galezowski, l'amblyopie se termine fréquemment par l'atrophie optique ; d'après Moore, au contraire, elle produit rarement la cécité par atrophie.

Nous pensons néanmoins, avec Galezowski, que l'atrophie se produit souvent, comme dans notre observation VII ; et ce qui a pu induire Moore en erreur, c'est que, dans la plupart des cas qu'il nous présente, les malades ont été assez rapidement emportés, avant peut-être que les signes d'atrophie papillaire soient devenus manifestes.

Le pronostic est néanmoins grave, et Hirschberg rapporte que, sur 7 cas de cette nature qu'il a observés, 5 malades sont morts assez rapidement, et un autre fut emporté en quelques heures par le coma diabétique.

Traitement. — Au traitement et régime anti-diabétiques, Nuel conseille d'ajouter les injections de strychnine et l'électrisation, pour réveiller l'excitabilité rétinienne.

Observation VI

Amblyopie diabétique

(Moore, *N.-Y. med. Journal*, 1888)

Un homme, âgé de trente-neuf ans, m'est adressé par le docteur Galer, en 1880 ; il serait diabétique depuis deux ans ;

amblyopie progressive, au point qu'aujourd'hui il ne peut plus lire. VOD = 1/10, VOG 2/5.

Pas de lésions ophtalmoscopiques.

Le champ visuel est extérieurement normal, mais scotome pour le rouge et le vert.

Le malade rend 15 grains de sucre pour 9 onces d'urine. Milieux transparents. Six semaines après cet examen, la vue avait encore baissé dans l'œil gauche. VOG = 2/7. Un traitement sérieux fut institué, l'amblyopie diminua, mais le scotome persista. Le malade meurt un an après, dans le coma diabétique. Pas d'autopsie.

Observation VII

Amaurose. — Daltonisme. — Diabète

(Lagrange)

Homme, cinquante-neuf ans, rentier, autrefois instituteur, affaiblissement rapide de la vision ODG, remontant à un mois. L'acuité est réduite à 1/10. Cécité pour le vert et le rouge, au début pas de lésions ophtalmoscopiques ; 32 grammes de sucre par litre, sans polyurie. Plusieurs mois après, les papilles sont décolorées, légère excavation (début d'atrophie ?)

Observation VIII

Amblyopie diabétique

(Moore, N.-Y. med. Journal, 1888)

Un homme, âgé de quarante-huit ans, fut examiné par moi le 3 décembre 1887 ; depuis trois ans sa vue a baissé. VODG = 2/7. Pas de lésions ophtalmoscopiques ; champ visuel nor-

mal, scotome central pour le rouge et le vert. Neuf pintes
d'urine, avec notable quantité de sucre. Traité par l'iodure
de potassium, le malade vit diminuer la quantité de sucre,
mais l'amblyopie persista ; pas de lésions ophtalmoscopiques.
Le malade mourut cachectique huit mois après.

Observation IX

Amblyopie diabétique

(Moore, *N.-Y. med. Journal*, 1886)

Une femme, âgée de quarante-neuf ans, mariée, mère de
trois enfants, m'est adressée par le docteur Fassit; elle est
diabétique depuis six mois. Une semaine avant mon examen,
elle s'aperçut que sa vue baissait. Elle urine, par jour,
150 onces avec beaucoup de sucre. VODG = 1/10; le champ
visuel n'est pas rétréci, mais scotome central pour le vert et
le rouge. Pas de lésions ophtalmoscopiques, sauf un peu de
pâleur de la papille. La malade mourut cachectique deux ans
après, sans que le traitement ait amélioré son état oculaire,
même passagèrement.

Observation X

Amblyopie diabétique

(Moore, *N.-Y. med. Journal*, 1886)

Une femme, âgée de cinquante et un ans, remarqua de la polyurie en 1882, avec diminution de la vision, au point qu'elle
ne pouvait plus lire; elle avait reçu, quelque temps aupara-
vant, un coup sur le dos.

Je l'examinai en décembre 1882.

Son acuité visuelle était de 2/5 ; pas d'amélioration par les verres, pupille normale, pas de lésions ophtalmoscopiques, pas d'albumine dans les urines, mais du sucre en abondance ; champ visuel normal ; scotome pour le vert.

Je revis la malade six mois après ; la vision était descendue à 1/10, scotome en forme de cercle pour le rouge et le vert dans l'œil gauche, les parties centrales et les parties périphériques extrêmes de la rétine restant sensibles à ces couleurs. La quantité de sucre des urines a augmenté.

Décès le 3 décembre 1883, par gangrène du pied.

IV

HÉMIOPIE

———

L'hémiopie est une forme rare d'amblyopie diabétique.

Elle occupe la moitié interne ou externe, tantôt d'un seul œil (Hirschberg), tantôt des deux yeux ; elle peut être homonyme ou croisée. Hirschberg a signalé un cas d'hémiopie supérieure, la moitié supérieure de la rétine n'ayant plus la perception visuelle.

De Græfe qui, le premier, aurait signalé ce désordre fonctionnel, lui attribue comme cause l'altération de l'encéphale en arrière de l'entre-croisement des fibres nerveuses, qui se réunissent pour former le nerf optique.

D'après Galezowski, cette altération est probablement due à une embolie des vaisseaux, qui se rendent aux corps genouillés.

Nuel pense que ces cas d'hémiopie doivent être rangés dans les amblyopies.

En effet, dans un cas de Leber il y avait, au début, un scotome de toute la partie externe du champ visuel et, en plus, un rétrécissement de la moitié externe ; ce cas s'amenda et il ne resta plus qu'un scotome central.

Nous rapportons une observation de Moore, à peu près identique (obs. XII).

Pour Nuel, tous ces cas sont des affections que l'on doit mettre sur le compte d'un processus névritique siégeant dans les nerfs ou dans le chiasma. Cependant, tout en admettant cette interprétation pour les cas qu'il a observés ou qu'il a trouvé relatés, il ne nie pas que la véritable hémiopie puisse se présenter : « L'hémiopie véritable pourra se rencontrer dans le diabète, maladie qui se complique si souvent d'affections graves du cerveau, notamment d'hémorragies. » Et nous pensons devoir ranger, dans cette catégorie des hémianopsies vraies, l'observation XII, empruntée à Galezowski.

Observation XI

Diabète, amblyopie. — Scotome de la moitié interne du champ visuel OG

(Moore, *N.-Y. med. Journal*, 1886)

Un monsieur, âgé de quarante-trois ans, quantité notable de sucre dans les urines, pas d'albumine; amblyopie. VOD = 1/2, champ visuel normal pour le blanc comme pour les couleurs.

OG amblyopie considérable; scotome occupant toute la moitié interne du champ visuel. Amélioration par le traitement. Quatre ans après la vision était redevenue bonne, mais scotome central pour le blanc et les couleurs. Pas de lésions ophtalmoscopiques.

Observation XII

Kératite glycosurique. — Hémianopsie homonyme

(Galezowski)

M... D., cinquante-huit ans, comptable.

20 novembre 1878. — Depuis huit jours, l'œil gauche est rouge injecté, larmoyant; démangeaisons vives et douleurs périorbitaires.

La cornée est dépolie, surtout dans sa moitié inférieure où elle est couverte de petites ulcérations superficielles ; sa surface est comme chagrinée. Photophobie intense, anesthésie absolue de la cornée. Le champ visuel externe à droite, interne à gauche est absolument perdu. Fond de l'œil normal.

Les urines contiennent des proportions très notables de sucre.

Traitement : Atropine et ésérine. Sangsues à la tempe. Régime antiglycosurique.

25. — Les douleurs périorbitaires et les démangeaisons ont disparu : la cornée est un peu éclaircie.

30. — Compresses chaudes. Amélioration.

9 décembre. — Il ne reste qu'un léger trouble dans la partie inférieure de la cornée.

Analyse des urines le 22 décembre, quinze grammes de sucre par litre.

6 janvier. — La cornée a repris sa transparence ; la sensibilité est revenue en grande partie. L'hémiopie persiste.

V

DIPLOPIE

De l'aveu de Hirschberg qui la mentionne, la diplopie sans paralysie des muscles de l'œil est rare chez les diabétiques.

Quelle origine peut-on lui attribuer?

La diplopie peut être due à des altérations cérébrales troublant l'association fonctionnelle des deux hémisphères, de façon à ce que la superposition des deux images perçues ne soit plus obtenue (Duret).

On peut invoquer aussi des troubles de l'accommodation dans un œil, la paralysie persistante du muscle de Brucke amenant des phénomènes diplopiques.

Cette complication du diabète est rare, obscure; souvent elle ne paraît être que le prodrome de lésions musculaires, ou de lésions rétinienne graves, comme dans l'observation suivante:

Observation XIII

Diabète. — Diplopie

(Hirschberg, *Deutsche med. Wochensch.*, 26 mars, 1889).

Un russe, âgé de cinquante trois ans, vient me trouver le 13 janvier 1891; depuis quatre semaines, il est atteint de diplopie et on a constaté que ses urines contenaient 6 pour 100 de sucre.

Actuellement il est bien amélioré ; l'acuité et le champ visuel paraissent normaux ; la diplopie existe encore, seulement dans la vision directe. Après dilatation atropinique de la pupille, on constate dans les deux yeux, à l'image droite, un début de rétinite diabétique. L'urine contient du sucre, pas d'albumine.

Je lui conseillai une cure à Carlsbad.

VI

AFFECTIONS DES PAUPIÈRES

Toutes les manifestations cutanées du diabète peuvent se développer sur les paupières. Ce seront tantôt des abcès obs. XV), des orgelets à répétitions, de l'eczéma, de l'œdème, de la blépharite (obs. XIV).

« La présence de semblables lésions chez des personnes âgées, dit Hirschberg, pour peu qu'elles soient tenaces, doit faire songer au diabète, et on ne s'exposera pas à soigner en vaiñ des gens qui n'ont besoin que de Carlsbad. »

Observation XIV

Diabète. — Blépharite

(Galliard)

Jeune fille, dix ans ; diabétique, 100 grammes de sucre par litre.

En janvier 1890, l'enfant était maigre, anémique, d'apparence chétive. Blépharite double, sécheresse manifeste de la peau ; pas de lésions oculaires.

On prescrit : huile de foie de morue, arséniate de soude, régime approprié, frictions sèches tous les matins. Ce traitement amena une diminution notable de la glycosurie ainsi que des lésions palpébrales.

Observation XV

Diabète. — Abcès des paupières

(Lagrange)

M. X..., soixante et un ans, propriétaire. Diabète constaté depuis quelques mois ; mais certains troubles de la santé générale donnent à penser que l'affection remonte à plusieurs années. .

Petit abcès de la paupière supérieure gauche vers le grand angle de l'œil, succédant à des abcès au voisinage de l'oreille du même côté.

VII

AFFECTIONS CONJONCTIVALES

Un des premiers symptômes du diabète est quelquefois l'ecchymose de la conjonctive bulbaire. Sans cause traumatique, on voit apparaître, chez des individus âgés, une suffusion sanguine qui rapidement envahit toute la conjonctive bulbaire ; elle présente une couleur rouge-noir, et forme un chémosis plus ou moins épais autour de la cornée.

Dans quatre cas, ces ecchymoses spontanées permirent à Hirschberg de diagnostiquer le diabète, alors que rien ne le faisait soupçonner.

Observation XVI

Diabète. — Ecchymose de la conjonctive bulbaire. — Myopie tardive

(Traduit de : *Diabetische Erkrankungen des Seh-Organs. von Hirschberg*)

Le 22 décembre 1890, vient me trouver un homme de cinquante et un ans, atteint de diabète depuis seize ans. Il vient me montrer une rougeur qui, la veille au matin, s'est formée dans son œil droit. C'est une vaste ecchymose de la conjonctive bulbaire. Les autres lésions que présentaient ses yeux étaient :
1° une myopie assez forte qui s'était manifestée vers l'âge de

quarante ans ; le champ visuel était intact ; 2° des hémorragies rétiniennes. L'urine contenant 4 1/2 pour 100 de sucre, pas d'albumine.

Le malade connaissait son affection depuis longtemps et ne l'avait pas soignée. Je lui reprochai son incurie et l'envoyai à Carlsbad.

———

VIII

AFFECTIONS DE LA SCLÉROTIQUE

En présence d'épisclérite chronique ou à répétition, Hirsch-berg recommande de faire l'examen des urines, et de le continuer pendant longtemps, car il a remarqué que quelquefois le diabète venait s'ajouter passagèrement à l'affection rhumatismale, et que les poussées d'épisclérite chez ces malades coïncidaient avec l'apparition du sucre dans les urines.

IX

LÉSIONS DE LA CORNÉE

En 1830, Himly signale un cas de kératite chez un diabétique sans y voir aucun rapport de cause à effet. Leudet, en 1857, relate dans la *Gazette médicale* le cas d'une femme diabétique âgée de trente-deux ans, atteinte de kératite à l'œil gauche, mais l'autopsie prouva qu'il s'agissait d'une tumeur cérébrale probablement syphilitique : celle-ci aurait été la cause directe du diabète et des troubles musculaires.

Panas, le premier, signale en 1876 le diabète comme cause fréquente de kératite. En réalité donc, c'est de l'observation de Panas que doit dater l'histoire de la kératite diabétique. Elle se présente sous différents aspects : ulcère de la cornée, kératite vésiculeuse, kératite diffuse, forme neuro-paralytique.

a) L'ulcère de la cornée, l'ulcère rongeant diabétique, ne présente rien de particulier qui ne se rencontre dans d'autres affections (obs XXX). Samelshon nie l'origine diabétique de celui-ci et ne voit dans la simultanéité des deux affections qu'une simple coïncidence.

b) La deuxième forme est la kératite vésiculeuse ; en même temps que se développe de l'acné sur la face et les paupières, on voit apparaître sur la cornée des lésions analogues sous forme de phlyctènes de pustules.

Cette forme aboutit à des ulcérations superficielles, mais excessivement douloureuses ; le pronostic en est bénin et le traitement habituel des kératites, joint au traitement général du diabète, en a rapidement raison (obs. XVII).

c) La kératite diffuse, signalée par Panas, est caractérisée par le soulèvement de l'épithélium ; en même temps l'éclairage oblique montre les lames cornéennes infiltrées et parsemées, surtout à la périphérie, d'un pointillé noir.

Si cette forme est moins douloureuse que la précédente, la sensibilité cornéenne n'est nullement abolie (obs. XVIII).

d) Dans la forme dite par Hirschberg neuro-paralytique, la cornée est dépolie, sa surface est comme chagrinée, l'éclairage oblique montre de petites ulcérations nombreuses et superficielles. L'anesthésie complète de la cornée est un des symptômes les plus frappants de cette affection. Dans la majorité des cas, cette forme n'entraîne pas un pronostic funeste, la guérison arrive plus ou moins complète (obs. XII). Mais quelquefois, comme dans notre observation XIV, cette kératite s'accompagne d'une inflammation vive, l'hypopion est précoce et aboutit à la fonte purulente de l'œil.

Observation XVII

Kératite pustuleuse grave. — Guérison

(Lagrange)

Homme, quarante-six ans, médecin. Depuis plusieurs années, sucre en petite quantité dans les urines. Kératite pustuleuse dont l'apparition coïncide avec une éruption d'acné facial. Les pustules cornéennes laissent après elles des ulcérations extrêmement douloureuses et dont la guérison exige plusieurs mois.

Observation XVIII

Diabète. — Kératite interstitielle

(Recueillie au service de Panas, par Condouris)

T... (Émile), cinquante-trois ans, blanchisseur, s'est aperçu, il y a deux ans, qu'il était diabétique.

3

Il avait alors 690 grammes de sucre en 6 litres d'urine.

Saison à Vichy, régime antidiabétique.

Le 4 mai 1883, 126 grammes de sucre pour 3 litres d'urine.

Depuis six mois, il accuse de la diminution de la vision de l'œil gauche; depuis six semaines, cet œil est rouge; le malade éprouve une démangeaison à l'angle interne; photophobie, pas de douleurs.

10 juillet. — La conjonctive de l'œil gauche est rouge; un peu de chémosis. A l'éclairage oblique, on voit la cornée infiltrée, surtout au centre; dans la partie inférieure, on aperçoit un pointillé noir. La pupille est un peu irrégulière.

La sensibilité est conservée. 50 grammes de sucre par litre et 3 litres d'urine.

Atropine. Compresses chaudes et iodure.

16. — Amélioration : les parties centrales de la cornée restent encore leucomateuses.

Observation XIX

Glycosurie. — Kératite suppurative

(Galezowski)

Mᵐᵉ X..., diabétique depuis longtemps, âgée de soixante-trois ans. Ses urines contiennent 80 grammes de sucre par litre. Dans les dernières années de sa vie, et à huit mois de distance, survinrent deux kératites suppuratives, avec hypopion au bout de vingt-quatre heures. Les antiphlogistiques employés dès les premiers instants restèrent sans effet; je dus me hâter de pratiquer la section de la cornée; cette kératite ressemblait, par sa marche et sa gravité, à la kératite des moissonneurs.

X

LÉSIONS DU TRACTUS UVÉAL

Si nous en croyons Schirmer (*Klin. Monatsb., f. p. Augen,* 1887), Leber, le premier, aurait signalé en 1885 la coïncidence de l'irido-choroïdite et du diabète.

Cependant, bien avant lui, en France et en Amérique, le diabète avait été signalé parmi les causes de l'iritis et de l'irido-choroïdite.

Marchal (de Calvi), en 1863, cite le cas d'une femme diabétique atteinte d'irido-choroïdite.

En 1868, Noyes, à l'*American ophtalmological Society,* rapporte le cas d'une femme diabétique atteinte de rétinite hémorragique qui s'était montrée à la suite d'une iritis double.

Wickersheimer, en 1874, rapporte quelques cas d'iridochoroïdite diabétique.

Galezowski, en 1879 et 1883, Abadie, Ulman, en 1881, rapportent des cas d'iritis diabétique.

Leber, en 1886, publie neuf observations détaillées recueillies à la clinique de Göttingen.

1° IRITIS. — L'iritis n'est pas une complication du diabète aussi rare qu'on l'avait admis.

Sur 35 diabétiques atteints d'affections oculaires, Leber a observé 9 cas d'iritis, dont 2 d'iritis purulente.

L'iritis diabétique débute brusquement au milieu de phénomènes inflammatoires violents; quelquefois, ainsi que l'a démontré Abadie, elle se complique de poussée glaucomateuse. Elle affecte la forme plastique ou la forme purulente :

Dans la forme plastique, la fausse membrane a une tendance à recouvrir la pupille, mais elle se résorbe facilement sous l'influence du traitement (Leber).

La forme purulente paraîtrait avoir des allures moins rapides que la forme plastique; mais elle entraîne un pronostic plus grave : l'hypopion est généralement abondant, la cornée s'infiltre et souvent l'œil est perdu (2 fois sur 3 cas recueillis par Badal). La fréquence des inflammations iriennes dans le diabète peut être expliquée par les modifications que cette maladie apporte dans la contexture de l'iris.

Kamocki a eu l'occasion d'examiner quatre yeux énucléés chez des diabétiques, aussi vite que possible après la mort, à des intervalles variant d'une demi-heure à neuf heures. Ce qui le frappa, ce furent les modifications qu'il observa dans l'iris. La couche pigmentée postérieure était tuméfiée et distendue, atteignant une épaisseur de $0^{mm},7$ et même $0^{mm},33$. En même temps, les cellules étaient décolorées, et comme les noyaux et les granules de pigment étaient repoussés vers la périphérie, elles semblaient vides et formaient des réseaux qui rappelaient les coupes faites dans de la moelle de sureau. Sur plusieurs points, cette couche de cellules était soulevée et séparée de l'iris, formant ainsi de véritables kystes. Les autres membranes de l'œil étaient intactes.

Au cours du diabète, l'iris paraît donc être la première membrane oculaire atteinte dans sa contexture.

Observation XX

Iritis diabétique

(Moore, *N.-Y. med. Journ.*, 31 mars 1888)

Un homme, âgé de trente-cinq ans, se plaint depuis deux ans d'un amaigrissement considérable. Le 1er mars 1885, il rend sept pintes d'urine avec 11 grains de sucre par once. Il se plaint de troubles dans la vision : depuis deux semaines dans l'œil droit, depuis six semaines dans l'œil gauche.

VOD = 1/2 ; VOG = 2/3. OD: l'iris est enflammé, quelques points d'adhérences irido-capulaires, trouble de la chambre antérieure, léger hypopion, douleurs périorbitaires. OG : pupille transparente, iris paresseux. A l'ophtalmoscope, les milieux apparaissent transparents.

Quatre jours après, hypopion considérable dans chaque œil avec tous les signes de l'iritis. La cornée de l'œil droit est dépolie dans sa moitié externe. On prescrit un régime approprié et le traitement habituel de l'iritis. L'inflammation dura six semaines et des synéchies persistèrent plus nombreuses dans l'œil droit.

Le trouble de la cornée ne disparut pas complètement.

Observation XXI

Iritis diabétique

(Ulman)

M. S..., prêtre, soixante-neuf ans, très vigoureux encore, diabétique depuis une dizaine d'années. Il se plaint depuis quelques jours d'une iritis très intense : photophobie intense, cercle d'injection périkératique très prononcé ; l'iris est terne, la pupille rétrécie est insensible à la lumière, large hypopion, cornée intacte, vue trouble, violentes douleurs périorbitaires. Le malade refusa tout traitement : nous l'observâmes pendant quelques jours, l'iritis restait stationnaire. Quatre jours après, le malade fut emporté par une fièvre urémique.

2° Irido-choroïdite simple. — Elle débute généralement par des phénomènes inflammatoires violents, le cercle pé-ikératique est très développé, la conjonctive bulbaire œdématiée, formant un bourrelet épais autour de la cornée ; la pupille est petite, immobile, et rapidement il se forme des adhérences irido-capsulaires. Quelquefois l'affection débute par des hémorragies choroïdiennes, que l'on aperçoit à l'ophtalmoscope, sous la forme de plaques d'un blanc jaunâtre. On observe aussi des hémorragies du corps vitré, avec perte de la vue, comme dans le glaucome hémorragique. Ce dernier symptôme indiquerait, d'après Leber, qu'il y a albuminerie en même temps que glycosurie.

Le pronostic n'est pas nécessairement funeste, si l'état général est encore bon, et la guérison peut se produire, laissant une acuité plus ou moins faible, comme dans l'observation de Wickersheimer.

Observation XXII

Diabète. — Cataracte. — Irido-choroïdite

(Abadie)

12 mars 1879. — Une malade, de vingt-huit ans, vint me consulter pour troubles de la vue. En l'examinant, je m'aperçus que j'avais à faire à une cataracte commençante, et, en raison de son jeune âge, qu'il s'agissait d'une cataracte diabétique. Je l'interrogeai et elle m'a répondu affirmativement. Son médecin avait constaté depuis longtemps le sucre dans les urines, et il la soignait comme diabétique. Je lui conseillai de suivre le régime ordonné par son médecin et de venir me voir tous les quinze jours, pour suivre les progrès de sa cataracte. La cataracte faisait des progrès et je pensais à faire l'opération, lorsque je m'aperçus que l'état de la malade s'aggravait. Malgré le régime, ses urines renfermaient des quantités énormes de sucre, la malade s'émaciait, elle était

sans force, la langue sèche, l'haleine fétide, les dents déchaussées et ébranlées.

Sur ces entrefaites, elle vint me trouver, se plaignant d'une inflammation violente qui avait éclaté dans l'œil droit.

Douleurs très vives ; le globe oculaire est très injecté, l'iris décoloré, et des synéchies étaient formées sur tout le pourtour pupillaire ; la tension intra-oculaire était augmentée, et il était certain qu'une irido-choroïdite à forme glaucomateuse s'était déclarée ; quelques jours plus tard, l'œil gauche était pris, mais avec moins de violence. Je me contentai de rester sur le régime ordonné; frictions belladonées autour de l'orbite. Il y a eu un peu d'accalmie, mais trois semaines plus tard, les phénomènes inflammatoires réapparaissaient avec la même violence.

L'état général s'aggravait, et la malade semblait devoir succomber aux progrès de la maladie. Il est probable qu'elle a fini de la sorte, car elle n'est pas revenue.

Observation XXIII

Irido-choroïdite glycosurique

(Wickersheimer)

D..., soldat, 1er régiment de zouaves, trente-sept ans.
Entré au Val-de-Grâce, en juillet 1873.

203 grammes de sucre par litre et 4 litres d'urines ; 94 grammes d'urée et pas d'albumine.

Après un mois de traitement, 152 grammes de sucre.

Dans les premiers jours de décembre, son œil devient rougé : photophobie, chémosis volumineux autour de la cornée, en même temps douleurs névralgiques très intenses dans toute la région orbitaire : diminution considérable de la vision.

Actuellement (?), le cercle périkératique a diminué : atrésie pupillaire, corps flottants volumineux dans le vitré. VOG = 1/40.

3° IRIDO-CHOROÏDITE SUPPURÉE. — Nous en avons observé et recueilli un cas.

Le malade, diabétique depuis quatre ans, entra à l'hôpital pour soigner son état général, et, quelques jours après sa sortie, débutèrent les premiers symptômes de l'irido-choroïdite : nous n'assistâmes pas à cette première période ; mais, d'après le récit du malade, l'œil devint rouge, les paupières s'œdématièrent et, surtout, se montrèrent des douleurs violentes péri et intra-oculaires.

La cornée se nécrosa rapidement, et, avec la sortie des masses purulentes, cessèrent les douleurs céphaliques.

L'affection paraît avoir une marche rapide, puisque dans quatre jours les phénomènes inflammatoires arrivèrent à leur maximum d'acuité.

Observation XIV

(Personnelle)

Diabète ancien. — Irido-choroïdite suppurée

L... (Joseph), quarante-huit ans, chef de bureau.

En 1887, le malade se plaignant de polyurie, son médecin lui conseilla de faire analyser ses urines ; on trouva 150 gr. de sucre par litre ; il suivit, pendant quelque temps, un régime approprié.

Il entre à l'hôpital en juillet 1891 ; il se plaint d'avoir la bouche sèche. L'analyse des urines dénote une réaction acide et 42 grammes de sucre par litre ; en plus, depuis cinq ou six mois, eczéma localisé à la face interne des jambes et à la face supérieure des avant-bras et des mains.

Le malade, mis à la diète carnée, au lait et à l'iodure de potassium, sort, vers la fin juillet, avec 9 grammes de sucre par litre.

Le malade revient à l'hôpital quelques jours après.

Il raconte que, depuis quatre jours, son œil est devenu rouge, les paupières sont œdématiées, douleurs violentes péri et intra-orbitaires.

18 août. — Les paupières sont gonflées, les conjonctives rouges, chémosis épais et muqueux entourant la cornée; la cornée est grisâtre, dépolie et parsemée de petites ulcérations, sa sensibilité paraît fortement diminuée, la chambre antérieure est pleine de pus. En outre, douleurs rhumatismales aux articulations du coude et du genou droit et à l'articulation tibio-tarsienne du même côté.

Diète carnée, lait, iodure de potassium et salycilate de soude. Localement, compresses boriquées.

Le 20 août, le malade a rendu 2,200 grammes d'urine avec 50 grammes de sucre par litre.

21. — La cornée se nécrose et donne issue à une certaine quantité de pus.

22. — On sectionne la cornée pour permettre un écoulement plus large des masses purulentes.

29. — L'écoulement purulent a cessé, le moignon est en voie de cicatrisation.

Le malade sort le 13 septembre, avec un moignon indolore.

L'analyse des urines a donné 11 grammes de sucre pour 1,100 grammes d'urine recueillies dans les vingt-quatre heures. L'état général est peu satisfaisant.

XI

PARALYSIES MUSCULAIRES

Les paralysies des muscles de l'œil dans le diabète ont été signalées d'abord par Leber et Galezowski ; Samelshon insiste sur leur fréquence. Parmi ces paralysies, celles de la sixième paire sont les plus nombreuses.

D'après les recherches de Galezowski, sur 100 malades atteints de paralysie de la sixième paire, 8 fois le diabète serait en cause.

La paralysie de la sixième paire glycosurique s'explique par l'origine de ces nerfs dans les cellules nerveuses situées aux deux côtés du raphi médian du plancher du quatrième ventricule.

Les paralysies de la troisième paire sont plus rares ; nous n'avons pu en glaner que quatre observations, une de Leber, une de Galezowski, une de Samelsohn, une d'Hirschberg.

La paralysie de la quatrième paire a été notée une fois.

Le pronostic de ces paralysies n'est pas nécessairement grave ; si dans quelques cas la cachexie ou des complications emportent le malade, elles sont parfaitement curables.

Landesberg a publié son observation personnelle : Au cours du diabète, il fut atteint d'une paralysie du moteur oculaire externe ; une cure à Carlsbad amena la guérison.

Dans la plupart des observations, nous voyons des résultats analogues ; en sorte que nous pourrions dire qu'un des caractères de ces paralysies, c'est leur curabilité, la facilité avec laquelle elles cèdent au traitement.

Au régime antidiabétique on joint avec succès, comme adjuvant, l'électrisation par les courants faradiques.

Observation XXV

Paralysie du grand oblique droit.— Diabète

(Kwiatkoski)

Homme, soixante et un ans. Anthrax au cou, il y a un an, quantité notable de sucre dans les urines. Diplopie homonyme dans la moitié inférieure du champ visuel, les images sont superposées en face, un peu écartées latéralement ; à mesure que les images sont portées dans le sens du grand oblique droit, elle s'écartent en hauteur et en latéralité.

Observation XXVI

Paralysie du moteur oculaire commun

(Samelshon)

Un sujet de soixante-deux ans se présente avec une paralysie complète du moteur oculaire commun ; à l'examen des urines, on trouve 3 gr. 5 de sucre par litre. Le traitement antidiabétique et la galvanisation guérissent la paralysie en trois mois, mais on voit survenir un anthrax à l'anus et le malade succombe.

Observation XXVII

Diabète. — Paralysie de la troisième paire droite. — Apoplexie de la rétine

(Galezowski)

Homme, soixante-dix ans. 56 grammes de sucre par litre. Diplopie, ptosis à droite, pupille peu dilatée et immobile.

Un an après, guérison.

Observation XXVIII
Diabète.— Paralysie de la troisième paire
(Hirschberg, *loco citato*)

Un homme de quarante-huit ans présente depuis huit ans des symptômes diabétiques ; il se plaint de troubles de la vision et dans l'année suivante présente de l'opacification cristallinienne et de la rétinite glycosurique. Peu de temps après, attaque d'apoplexie, paralysie du moteur oculaire commun et peu après décès.

Observation XXIX
Diabète. — Paralysie de la sixième paire
(Hirschberg, *loco citato*)

Un diabétique, de cinquante-trois ans, est atteint de paralysie de l'abducens droit et en guérit. Dans l'année suivante, perte de la vue par opacification cristallinienne, albuminurie et œdème. Heureuse extraction de la cataracte.

Observation XXX
Diabète. — Paralysie de la sixième paire
(Lagrange)

Homme, soixante-neuf ans. Depuis longtemps petite quantité de sucre dans les urines. Diplopie récente : paralysie de la sixième paire droite.

Observation XXXI
Paralysie de la sixième paire. — Albuminurie et glycosurie
(Hirschberg, *loco citato*)

Un monsieur, âgé de soixante-six ans, vient me trouver pour diplopie. Paralysie de l'abducens droit (qui guérit quelque temps après), début de cataracte.

Dans l'année suivante, la vue disparaît de l'œil gauche. Deux ans après, amputation du pied gauche pour gangrène. Albuminurie et glycosurie. Un an plus tard, hémorragie rétinienne à droite, aboutissant à un glaucome hémorragique. Bientôt après, hémiplégie gauche.

Observation XXXII

Diabète. — Paralysie du moteur oculaire externe. — Guérison

(Landesberg, *Arch. für Psychiatrie*, XV, 2 p. 601)

Landesberg fut atteint, le 10 mai 1883, de paralysie de l'abducens droit; en même temps, on constata dans ses urines la présence de 2 1/2 pour 100 de sucre. Cure à Carlsbad, et après cela, bains de mer. Guérison.

Observation XXXIII

Diabète. — Paralysie de la sixième paire

(Gutmann, *Centralb. f. pratik. Augenh.*, octobre 1883)

Gutmann, en 1883, rapporte un cas observé sur un médecin âgé de cinquante-trois ans ; il avait diagnostiqué un trouble ataxique et cependant il s'agissait d'un diabétique. Le malade fut vu ensuite par Hirschberg, qui trouva une paralysie de la sixième paire avec accommodation et réflexe papillaire normaux. La paralysie de l'oculaire externe était complète. Le malade fut envoyé à Carlsbad où, avec la disparition du sucre dans les urines, disparut aussi la diplopie causée par la paralysie du muscle.

XII

AFFECTIONS DE L'ORBITE

Le phlegmon de l'orbite, l'abcès rétro-oculaire comme complication du diabète, n'ont été signalés et observés que par Lagrange.

Dans les cas qu'il rapporte, il faut noter le début brusque de l'affection : le premier symptôme, l'exophtalmie, se montre rapidement. Cette propulsion du globe en avant est considérable, puisque nous voyons dans l'observation XXXV que le globe pourrait facilement, par une pression légère, être luxé.

Le second symptôme que nous observons, c'est l'absence de douleurs ; malgré l'œdème palpébral et conjonctival, malgré tous les signes d'une inflammation violente, pas de réaction fébrile, pas de douleur locale.

Du côté de la cornée, nous trouvons des troubles dus, sans doute, à la compression des nerfs ciliaires, nous trouvons une kératite à forme neuro-paralytique, caractérisée par une desquamation épithéliale superficielle, par l'aspect dépoli de cette membrane avec diminution ou disparition de la sensibilité ; forme décrite par Hirschberg.

Bien que l'exophtalmie soit très marquée, et le gonflement des tissus considérable, il ne paraît pas y avoir collection de pus dans l'orbite.

Dans le premier cas, une ponction exploratrice ne donna issue à aucun liquide; dans le second, les symptômes s'amendèrent rapidement au moment où un semblant de fluctuation

indiquait une collection purulente ; il s'agit donc d'un œdème
généralisé des tissus de l'orbite, peut-être d'une inflammation
de la capsule de Tenon, d'origine diabétique, analogue à celle
que l'on observe quelquefois dans le cours des affections rhumatismales.

Nous voyons que, dans la première observation, la vision
fut rapidement détruite dès le début de l'inflammation ; dans
la seconde, au contraire, elle persiste intacte. Y avait-il dans
le premier cas compression du nerf optique par l'œdème des
tissus ? C'est peu probable ; le trouble des milieux qui fut observé semblerait plutôt indiquer des altérations du côté de la
rétine et de la choroïde survenues rapidement.

Le pronostic de ces lésions, tout en étant grave, n'est pas
nécessairement funeste, et dans les deux seuls cas que nous
ayons, nous voyons celui qui s'annonçait avec les symptômes
les plus effrayants, guérir, et la vision se rétablir intégrale-
ment. Toutefois, soit les complications cornéennes, soit les
inflammations du tissu périoculaire, exposeront l'œil à de
graves complications.

Observation XXXIV

Glycosurie. — Phlegmon de l'orbite

(Lagrange)

X...,cinquante-cinq ans, médecin, n'exerce plus ; légèrement
arthritique, paraissant jouir d'ailleurs d'une bonne santé. A été
atteint à diverses reprises, depuis quelques mois, de petits abcès
siégeant entre les doigts du pied et d'où s'écoulait par inci-
sion un pus très fluide et sanguinolent ; est pris brusquement
d'exophtalmie de l'œil gauche avec chémosis considérable,
œdème des paupières, perte absolue de la vision, léger dépoli de la cornée, trouble absolu des milieux de l'œil. Tou-

tes les apparences d'un phlegmon de l'orbite, moins la douleur, qui était nulle ; absence complète de la fièvre.

Après quelques jours d'attente, les médecins qui donnaient
leurs soins au malade, supposant qu'il y avait du pus dans
l'orbite, firent une ponction exploratrice qui ne donna aucun
résultat.

En présence d'une affection aussi étrange dans ses allures,
M. le professeur Badal, appelé en consultation, a fait analyser
les urines où l'on trouve 45 grammes de sucre par litre et
seulement 5 grammes d'urée.

Cet état de choses persista sans grand changement pendant quelques semaines, lorsque survint un phlegmon de la
cuisse auquel succomba le malade.

Observation XXXV

Glycosurie. — Phlegmon de l'orbite

(Lagrange)

X..., soixante-six ans, négociant, diabète depuis au moins
cinq ans. Au début, 45 grammes de sucre par jour, à diverses reprises, éruptions furonculeuses. Il y a quinze mois,
phlegmon diffus de la paume de la main droite.

Sous l'influence d'un régime antidiabétique, le sucre était
descendu à 4 grammes avec trois litres d'urine par jour, lorsque survint brusquement une exophtalmie de l'œil droit, accompagnée d'injection de la conjonctive, de chémosis, d'œdème
des paupières, sans réactions inflammatoires. Bien que la
saillie du globe fût extrême, à tel point que l'œil se luxait
avec la plus grande facilité, la vision était restée bonne et
l'ophtalmoscope ne montrait aucune lésion du fond de l'œil.
Diplopie par suite de la déviation oculaire.

Le malade ne souffrait pas, vers le quinzième jour le chémosis et l'œdème des paupières avaient beaucoup augmenté,
et il semblait que l'on percevait de la fluctuation vers l'angle
supéro-externe de l'orbite ; on se préparait à donner issue au
pus, lorsque les symptômes s'amendèrent peu à peu. Toutefois
il fallut encore plus d'un mois pour que l'exophtalmie ait en-
tièrement disparu. Le malade a guéri complètement, et sa
vision est restée ce qu'elle était avant l'accident (1).

---

(1) Une troisième observation analogue vient d'être publiée par M. P. Pan-
sier dans le *Bulletin annuel de la clinique ophtalmologique* (*Montpellier
médical*, 15 novembre 1891).

XIII

CONCLUSIONS

———

Les troubles de l'accommodation d'origine diabétique consistent en paralysie de l'accommodation, avec quelquefois apparition d'un état hypermétropique non préexistant ; celui-ci est probablement dû à des variations dans la réfringence des milieux oculaires, variations causées par la présence du sucre dans ces milieux.

On observe, dans le diabète, l'apparition d'une myopie tardive, cette myopie est accompagnée de lésions des membranes profondes.

L'amblyopie diabétique, sans lésions appréciables à l'ophtalmoscope, est caractérisée par la diminution de la vision centrale, avec conservation de la vision périphérique et scotome centrale, pour le rouge et le vert. Elle paraît être due à une névrite rétro-bulbaire à marche lente. Ses caractères diffèrent peu de l'amblyopie alcoolique et nicotique, et seul l'examen des urines permettra d'élucider les cas douteux.

L'hémiopie diabétique n'est quelquefois qu'une forme qu'affecte le scotome amblyopique ; néanmoins, l'hémiopie véritable existe dans le diabète ; elle n'a pas de caractères propres : elle est homonyme, croisée ou supérieure.

La diplopie diabétique, sans lésions musculaires, est un symptôme précurseur de lésions rétiniennes.

Les affections palpébrales ne diffèrent pas de celles que l'on rencontre sur le reste de l'enveloppe cutanée.

L'ecchymose de la conjonctive bulbaire est quelquefois un des premiers symptômes du diabète.

L'episclérite chronique, généralement de nature rhumatismale, dans certains cas, doit sa tenacité à un état glycosurique.

La kératite diabétique affecte les différentes formes suivantes : ulcère rongeant, kératite vésiculeuse, kératite diffuse, kératite neuro-paralytique.

L'iritis et l'irido-choroïdite sont des complications fréquentes du diabète ; elles affectent la forme plastique ou la forme purulente.

Les paralysies musculaires diabétiques les plus fréquentes sont celles de la sixième paire.

Celles de la troisième et de la quatrième sont exceptionnelles : elles cèdent facilement au traitement.

Le phlegmon périoculaire est une complication rarement signalée, mais grave.

Sur le développement et la marche de toutes ces lésions, le traitement antidiabétique a une grande influence ; et généralement ces manifestations oculaires s'aggravent ou s'améliorent selon que diminue ou augmente la quantité de sucre dans les urines.

BIBLIOGRAPHIE

ANDERSON. — Ocular and nervous affections in Diabet (The ophtalmic Review, fév. 1889).

BOUCHUT. — Du diagnostic des maladies du système nerveux par l'ophtalmoscope.

COUNDOURIS. — Le diabète dans ses rapports avec les membranes externes de l'œil (Thèse de Paris, 1882).

DEVAL. — Du traitement de l'amaurose dans l'albuminurie et le diabète (Bulletin de thérapeuthique, 30 avril 1861).

DEMARQUAY. — Études sur le diabète (Union médicale, 1862-63, et Gazette des hôpitaux, 1866-67).

DESMARRES. — Traité des maladies des yeux, 1858, t. III.

DEUTSCHMANN. — Grafes Archives, XXXIII, t. 2, 1887.

FRANCE. — De la cataracte associée au diabète (Ophtalmic hospitals Reports, 1866, p. 167).

GALEZOWSKI. — Sur les affections oculaires glycosuriques (Recueil d'opht., 1879, p. 75).

— Des Kératites glycosuriques (Gazette médicale, 1879, n° 4).

— Accidents oculaires dans la glycosurie (Recueil d'opht., 1878, p. 83).

GAILLARD. — Diabète chez une fille de dix ans. (France médicale, 1890).

DE GRÆFE. — Uber mit Diabetes mellitus vorsomenden Sehstorungen (Archives fur Opht., 1858-59).

GUTMANN. — Contribution à l'étude des affections diabétiques de l'œil. (Centralb. fur p. Augen 1889).

HIRSCHBERG. — Le diabète dans la pratique particulière, analysé in Recueil d'opht., 1886, p 565.

— Myopie diabétique. (Centralb. fur p. Augen h. Janvier 89).

— Uber diabetische Enkrankungen des Sehorgans. (Deutsch med. Wochenschrift, 26 mars 1891, p. 467).

— Uber diabetische Sehstorungen. (Deuts. Klin. Wocchenschrift. 1887, n° 18).

HYMLY. — Entetung zur Augenheinl kunde 1830.

JÆGER. — Beitrage zur Pathologie des Auges bei Diabetes mellitus p. 33.

KAMOCKI. — Recherches anatomo-pathologiques sur les yeux diabétiques. (Archives fur Augenh h. T. XVII, 1887).

KWIATKOWSKI. — Études sur les affections oculaires diabétiques.(Thèse Paris, 1879).

LAGRANGE. — Affections oculaires dans le diabète (Archives d'opht., 1887, p. 65).

LANDESBERG. — Guérison d'un cas de paralysie de l'oculo-moteur externe dans le diabète sucré (Archives fur Psychiatrie, XV 2, p. 601).

LANDOUSY. — De la coexistence de l'amblyopie et de la néphrite albumineuse (Gazette médicale, 1849).

LEBER.— Uber Erkrankungen des Auges bei Diabetes mellitus, 1875 (Archives fur opht., t. XXI).

— Uber das Vorkommen von Iritis und Irido-choroïditis bei Diabetes, 1885 (Grœfes Archives, XXXI, p. 183).

LECORCHÉ. — La cataracte diabétique (Archives de médecine, 1861).

— Amblyopie diabétique (Gazette hebdomadaire, 1861).

LENDET. — Du diabète sucré (Leçons cliniques, 1874).

LUYS.— Diabète spontané, lésion du IVᵉ ventricule (Gazette médicale. 1860).

MARCHAL DE CALVI. — Recherches sur les accidents diabétiques (Paris, 1864).

MONTEGAZZA. — Cataracte dans le diabète (Gazetta italiana lombarda, 1854, n° 3).

MOORE. — Diabetic affection of the eye, (New.-Yorck med. Journal, 31 mai 1888).

MORITZ.— Sur l'amblyopie diabétique (Centralb. f. p. Augenh, 1882).

NETTLESHIP et WALTER EDMUNDS. — Amblyopie centrale dans le diabète. Transaction of the ophtalmological society of the united Kingdom (London, 1882).

NOYES. — Transaction of the american ophtalm. society (New-York, 1869).

OFF. — Altération des membranes internes de l'œil dans le diabète et l'albuminerie (Thèse, Paris, 1870).

OPPOLZER. — De la cataracte comme complication du diabète sucré (Annales d'O., 1852).

PANAS. — Leçons sur les kératites.

PFLUGER. — Des affections oculaires dans le diabète (Correspondent blatter f. Schveizer Arzte, 1877).

PIECHAUD. — Amblyopie dans le diabète (Journal d'opht., 1872).

ROLLAND. — Troubles de la vision dans le diabète (Recueil d'opht., 1887).

SAMEHLSON. — Uber diabetische Augener-krankungen (Deuts. Med. Wockenschrift, 1886, n° 50).

SCHIRMER. — Iritis bei diabetes (Klin. Monatsb., avril 1867).

SEEGEN. — Der Diabetes Mellitus (Leipsig, 1870).

SMITH. — Transaction of the New-York Med. Acad., t. III.

SOUS. — Diabète et parésie de l'accommodation (Journal de méd. de Bordeaux, 1884).

TAVIGNOT. — De l'Amblyopie symptomatique du diabète (Gazette des hôpitaux, 1853).

ULMANN. — Un cas d'iritis diabétique (France médicale, 1881).

WICKERSEIMER. — Quelques cas de troubles visuels chez les diabétiques (Thèse de Paris, 1874).

WIESINGER. — Uber das Vorkomen von Entzundung der Iris und Cornea bei Diabetes mellitus (Græfes Archives, XXXI).

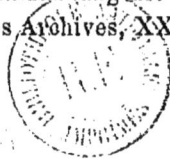

TABLE DES MATIÈRES

Pages.

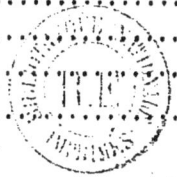

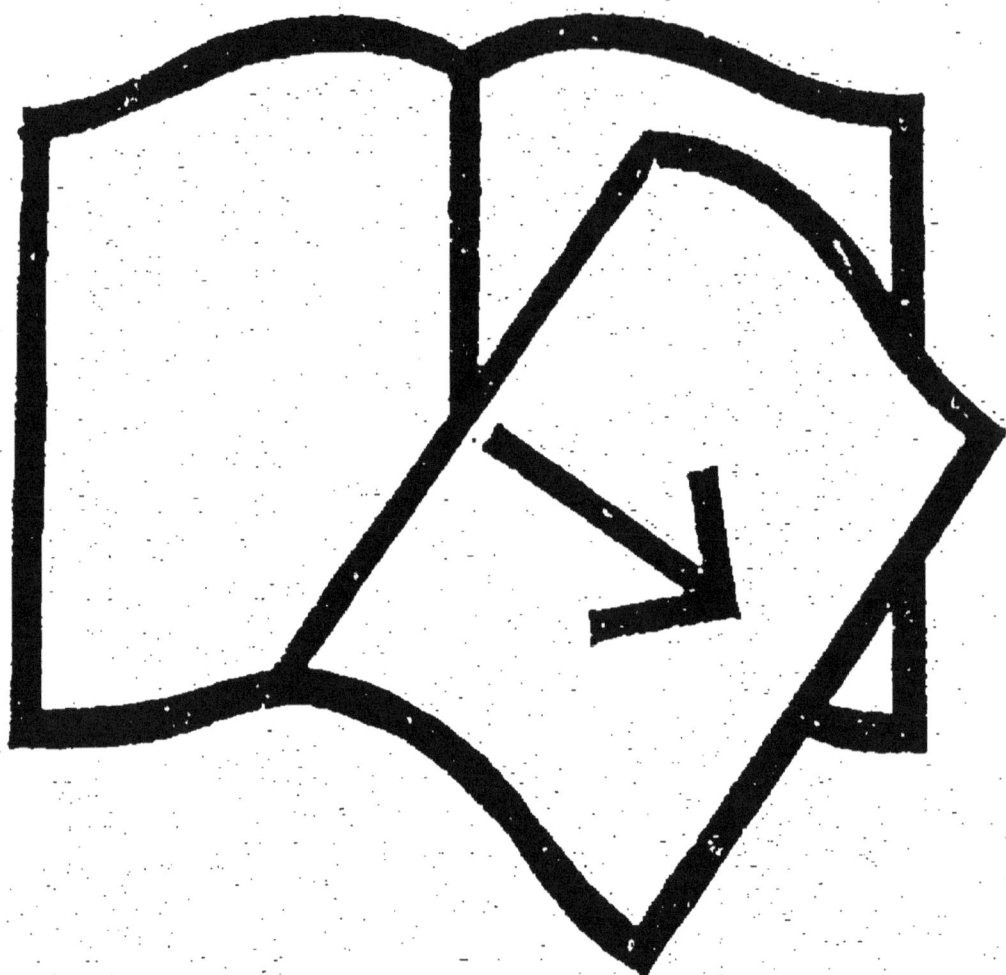

Documents manquants (pages, cahiers...)

NF Z 43-120-13